MÉMOIRE

SUR L'EMPLOI

DES PRÉPARATIONS D'ARGENT,

DANS LE TRAITEMENT

DES MALADIES VÉNÉRIENNES.

MÉMOIRE

SUR L'EMPLOI

DES

PRÉPARATIONS D'ARGENT,

DANS LE TRAITEMENT

DES MALADIES VÉNÉRIENNES;

PAR M. SERRE,

PROFESSEUR DE CLINIQUE CHIRURGICALE A LA FACULTÉ DE MÉDECINE DE MONTPELLIER, CHIRURGIEN EN CHEF DE L'HÔPITAL CIVIL ET MILITAIRE, St-ÉLOI; MEMBRE-CORRESPONDANT DE L'ACADÉMIE ROYALE DE MÉDECINE DE PARIS, DE LA SOCIÉTÉ ROYALE DE MÉDECINE DE MARSEILLE, ETC.

Les préparations d'argent seraient probablement dans le même cas que celles d'or et de platine; mais on ne s'en est pas encore occupé.

(JOURDAN, *Traité des maladies vénériennes*, 2me partie, page 589.)

PARIS.

GERMER-BAILLIÈRE, Libraire, rue de l'École de Médecine, No 13 *bis*.

MONTPELLIER.

LOUIS CASTEL, Libraire, Grand'rue, No 29.

1836.

Avant-Propos.

L'ACCUEIL favorable que le Public a fait à mon premier mémoire sur l'efficacité des injections avec le nitrate d'argent cristallisé, dans le traitement des écoulemens anciens et récens de l'urètre, m'engage à mettre au jour celui que j'ai annoncé sur l'emploi des préparations d'argent, dans le traitement de la syphilis.

En proposant un remède qui n'a jamais été employé contre cette maladie, je ne me dissimule aucune des objections que l'on pourra me porter ; je prévois même toutes les difficultés que l'on fera naître. Quand je pense qu'il a fallu au docteur Chrestien plus de trente ans, et une ténacité à toute épreuve, pour assurer aux préparations d'or le rang qu'elles méritent; quand je pense surtout, qu'aujourd'hui on conteste au mercure lui-même le titre d'anti-syphilitique, comment me persuader qu'on lira, sans prévention, les faits que je publie, et qu'on adoptera les conséquences que j'en tire?

Devais-je me laisser arrêter par de

telles considérations ? Non, sans doute. En déclarant à l'Académie royale de médecine de Paris que je m'occupais de ce sujet, j'avais presque pris l'engagement de lui faire connaître le résultat de mes observations, et j'ai toujours tenu à remplir mes promesses (1).

---

(1) Voici la lettre que m'écrivit à cette époque, 10 août 1835, le Secrétaire perpétuel de l'Académie :

MONSIEUR ET TRÈS-HONORÉ CONFRÈRE,

L'Académie a reçu avec beaucoup d'intérêt la lettre où vous avez bien voulu lui annoncer les bons effets que vous obtenez des préparations d'argent, dans le traitement des maladies vénériennes. A la vérité, ce ne sont encore que des essais, quoique des essais heureux. Quelle qu'en soit la suite, l'Académie espère que vous mettrez le même empressement à l'en instruire. Elle vous prie d'agréer, en attendant, ses remercîmens.

J'ai l'honneur d'être, etc.

Signé, PARISET.

Au surplus, ce travail est essentiellement pratique, et ne peut être bien jugé qu'au lit du malade. Je ne demande à ceux qui auront à répéter mes expériences, que la bonne foi et l'impartialité que je me suis efforcé d'apporter moi-même dans toutes mes recherches.

MÉMOIRE

SUR L'EMPLOI

DES PRÉPARATIONS D'ARGENT,

DANS LE TRAITEMENT

DES MALADIES VÉNÉRIENNES.

Au milieu du bouleversement que vient de subir la doctrine ancienne, relative à la nature de la syphilis, j'ai dû ne pas rester indifférent, et chercher, au moins, à apprécier jusqu'à quel point l'usage du mercure était indispensable dans le traitement de cette maladie.

Je savais déjà par expérience que l'or était un excellent anti-syphilitique; j'avais vu tour à tour employer le platine et l'étain, mais sans aucun succès; et j'éprouvais d'autant plus le besoin d'essayer les préparations d'argent, que personne jusqu'à ce jour n'avait eu l'idée de s'en servir. L'occasion ne tarda pas à se présenter.

A peine avais-je pris le service de l'hôpital, en mai 1835, qu'il entra dans mes salles un grand nombre de vénériens, parmi lesquels je choisis ceux qui me parurent être le plus gravement malades. Sur-le-champ je fis part aux élèves qui suivaient mes visites, des essais auxquels j'avais l'intention de me livrer, et chacun put ainsi constater, jour par jour, les faits que je recueillais.

Je fus d'abord indécis sur la marche qu'il convenait de suivre, pour procéder avec méthode dans mes expériences; mais cette hésitation ne dura qu'un instant, et je sentis que je n'avais rien de mieux à faire que de prendre successivement chacune des préparations nouvelles, et de l'appliquer tour à tour au traitement des symptômes primitifs et consécutifs de la vérole. Je commençai par le chlorure d'argent.

Les résultats que j'en obtins furent des plus satisfaisans, et je me plaisais déjà à en entretenir quelques-uns de mes collègues, lorsque l'un d'eux m'ayant rappelé que le chlorure d'argent et d'ammoniaque étant soluble, ce sel jouirait peut-être d'un degré d'activité encore plus prononcé que le chlorure d'argent simple; je me décidai à le prescrire à quelques malades. Le chlorure d'argent et d'ammoniaque réussit en effet; mais je ne remarquai pas, comme on pourra en juger par les observations que je cite, que cette préparation fût beaucoup plus efficace que l'autre. Dès ce moment, je songeai à employer le protoxide d'argent.

C'est alors que l'on me dit que le Docteur Chrestien, désirant dans le temps connaître l'action de ce remède, en avait été empêché par le goût *détestable* qu'il avait. Je ne renonçai pas cependant à mon projet, et il fut bientôt démontré pour moi que l'oxide d'argent, dont s'était servi l'auteur de la méthode iatraleptique, avait été probablement mal préparé; car celui que M. Chamayou mit à ma disposition, n'avait ni le goût, ni la causticité, dont il est fait mention dans l'ouvrage du Docteur de Montpellier (1).

---

(1) J'ai voulu essayer l'oxide d'argent, mais il laisse un goût si détestable, que je crois qu'on aimerait mieux supporter le mal, quel qu'il fut, que ce remède. Il offre quelques avantages comme escharotique très-doux, surtout lorsque les excroissances donnent quelque humidité. (Chrestien, *Méthode iatraleptique*, pag. 351, en note.)

Jusques-là j'étais en droit de me demander si c'était le chlore, l'ammoniaque ou l'oxigène, qui donnaient à l'argent les propriétés dont il paraissait jouir; aussi, je fis immédiatement préparer de l'argent divisé, et je ne tardai pas à reconnaître que, quoiqu'à l'état métallique, ce médicament fût moins actif qu'à l'état de sel, il n'en avait pas moins un certain degré d'efficacité. En un mot, je vis qu'il en était à cet égard de l'argent, comme du mercure et de l'or.

Le temps s'écoulait, et je désirais cependant compléter mes expériences. Je me décidai donc à avoir recours à d'autres préparations. Ayant eu déjà occasion de constater moi-même les bons effets de l'iodure et du cyanure de mercure, il me restait à savoir si l'iodure et le cyanure d'argent pourraient être aussi de quelque utilité, dans le traitement de la syphilis. Je m'adressai à M. Chamayou, qui eut encore la bonté de me fournir ces nouveaux remèdes, et je n'ai eu qu'à me louer de m'en être servi. Voilà comment j'ai été conduit pas à pas à faire une série d'expériences, qui donneront à l'avenir, je l'espère, une ressource de plus contre les maladies vénériennes.

Comme il s'agit, dans ce Mémoire, de préparations pharmaceutiques, la plupart nouvelles ou peu connues, il ne sera peut-être pas sans intérêt d'entrer dans quelques détails à ce sujet. Si l'on a si long-temps discuté sur les vertus de l'or, cela n'a tenu peut-être qu'à ce que l'on ne s'est pas toujours suffisamment entendu sur la manière de préparer les divers produits qui en résultent.

I.

DU CHLORURE D'ARGENT (1).

Le chlorure d'argent se prépare en décomposant une dissolution d'azotate d'argent (2),

---

(1) Tout ce qui a rapport au mode de préparation et aux qualités physiques ou chimiques des divers composés dont il est fait mention dans ce Mémoire, je le dois à l'obligeance de M. Chamayou, Pharmacien distingué de notre ville.

(2) L'azotate d'argent qui a servi à préparer le chlorure dont j'ai fait usage, avait été obtenu par l'action de l'acide azotique sur l'argent de coupelle. Dans tous les autres produits dont il sera question ci-après, l'argent avec lequel on a opéré, provenait de la réduction de son chlorure, au moyen de la potasse et d'une haute température.

par un excès de chlorure de sodium liquide. Le produit qui en résulte et qui est le chlorure d'argent, se présente sous la forme d'un précipité floconneux, cailleboté, très-dense; il doit ensuite être lavé à plusieurs reprises avec de l'eau distillée bouillante, et exposé à la chaleur du bain de sable, pour le faire sécher le plus promptement possible.

Ainsi obtenu, le chlorure d'argent est blanc, insipide, insoluble dans l'eau, et entièrement soluble dans l'ammoniaque. Il s'altère bientôt à la lumière, surtout quand il est très-divisé, ou encore humide, et prend une teinte violette un peu foncée, en laissant dégager du chlore. Le chlorure d'argent n'éprouve aucune décomposition par son contact avec les substances végétales auxquelles on l'associe pour l'usage médical. Il doit être conservé à l'état sec et à l'abri de la lumière.

II.

DU CHLORURE D'ARGENT ET D'AMMONIAQUE.

Le chlorure d'argent et d'ammoniaque est obtenu, en saturant à chaud de l'ammoniaque liquide, par du chlorure d'argent récemment précipité et soigneusement lavé. L'opération doit être faite à une température assez élevée pour déterminer l'ébullition du liquide (1). Ce dernier étant filtré tout bouillant et à l'abri de la lumière, fournit à son tour, par le refroidissement, des cristaux fort réguliers que l'on dessèche en les comprimant entre des feuilles de papier sans colle, et que l'on se hâte de placer dans un flacon de verre bien bouché.

Le chlorure d'argent et d'ammoniaque est d'une couleur blanche légèrement azurée; il a l'odeur propre à l'alcali volatil, il offre une saveur piquante, et presque caustique. Livré à l'air libre, il laisse dégager peu à peu l'ammoniaque, et affecte toutes les propriétés du chlorure d'argent simple, sans perdre néanmoins la forme du composé primitif.

Si on conserve les cristaux dans l'ammoniaque où ils ont été produits, ils n'éprouvent aucun changement dans leur couleur par le contact de la lumière.

Traité par l'eau distillée, le chlorure d'argent ammoniacal est décomposé : une partie très-chargée d'ammoniaque entre en dissolu-

---

(1) Si l'ébullition est continuée pendant quelques instans, et qu'elle ait lieu au contact de l'air, le refroidissement du liquide ne produit plus de cristaux.

tion; celle qui reste insoluble est beaucoup plus considérable, mais elle ne retient qu'une moindre quantité d'ammoniaque.

Par l'action du feu, le chlorure d'argent ammoniacal subit la même décomposition que par son contact avee l'air libre; seulement, la décomposition est plus rapide. Il n'offre d'ailleurs, aucun phénomène particulier, lorsqu'on le broie avec des substances de nature organique.

III.

DE L'OXIDE D'ARGENT.

L'oxide d'argent s'obtient en faisant réagir de la potasse caustique sur une dissolution d'azotate d'argent. La liqueur alcaline doit être ajoutée en grande quantité, et l'oxide qui est le produit de la combinaison, est ensuite lavé plusieurs fois à grande eau, et mis à sécher à une chaleur modérée, et à l'abri de la lumière.

A l'état d'hydrate, l'oxide d'argent est noir; quand il est anhydre, il est sous forme pulvérulente, et d'une couleur brune olivâtre; il est insipide, sensiblement soluble dans l'eau, et susceptible d'absorber le gaz acide carbonique de l'atmosphère. Le contact de la lumière long-temps continué, le noircit d'une manière très visible, et par une chaleur au-dessous du rouge obscur, il est réduit complétement à l'état métallique.

Pour être conservé pendant long-temps à l'état de pureté, l'oxide d'argent doit être tenu à l'abri de la lumière, et dans un flacon bien fermé.

IV.

DE L'ARGENT DIVISÉ.

L'argent divisé qui a servi à mes expériences, provenait de la réduction de l'oxide de ce métal, à l'aide de la chaleur (1). A cet effet, on introduit dans un creuset de porcelaine de l'oxide d'argent à l'état de pureté, et l'on pousse le feu jusqu'au rouge obscur. On laisse ensuite refroidir le produit pour le broyer dans un mortier d'agathe, et le passer à travers un tissu très serré. Dans cet état, l'argent divisé est en poudre très ténue, offrant une couleur blanche un peu terne; il

(1) Une fois seulement, l'argent divisé a été obtenu au moyen du chlorure réduit par la limaille de zinc et l'acide sulfurique affaibli.

n'éprouve aucune action du contact de l'air, à moins que celui-ci ne soit chargé d'émanations sulfureuses.

V.

CYANURE D'ARGENT.

C'est en faisant réagir une dissolution affaiblie d'acide cyanhydrique sur une dissolution d'azotate d'argent, qu'a été préparé le cyanure. Le précipité blanc très léger qui en résulte, doit être lavé à plusieurs reprises avec l'eau distillée, et mis à sécher dans une étuve modérément chaude.

Dans la préparation du cyanure d'argent, il est essentiel, comme dans celle de l'iodure, de ne verser de la liqueur précipitante, que la quantité voulue pour décomposer tout l'azotate d'argent. Si l'acide cyanhydrique se trouvait en excès, une partie du précipité serait entraînée à l'état d'acide cyanhydrique argenturé. Si, au lieu d'acide cyanhydrique, on employait le cyanure de potassium, ce dernier, dans le cas où il serait en trop grande proportion, se combinerait avec le cyanure d'argent, pour constituer un cyanure double, soluble.

Le cyanure d'argent est blanc, insipide, insoluble dans l'eau, bien soluble au contraire dans l'ammoniaque. Par son exposition à l'air, sa surface ne tarde pas à présenter une couleur violet-foncée, semblable à celle du chlorure de ce métal, placé dans les mêmes circonstances.

Le cyanure d'argent sera conservé à l'état sec et à l'abri de la lumière ; il n'éprouve aucune décomposition par son mélange avec les substances végétales neutres.

VI.

DE L'IODURE D'ARGENT.

On prépare l'iodure d'argent en précipitant une dissolution d'azotate d'argent par une solution d'iodure de potassium. On lave plusieurs fois avec de l'eau distillée les flocons légèrement jaunes, qui naissent du mélange des deux liqueurs, et on les met à sécher à l'étuve.

Dans cette préparation, il importe encore de ne présenter que la quantité de réactif nécessaire à la décomposition de la totalité du sel d'argent; un excès d'iodure de potassium formerait avec l'iodure d'argent, déjà précipité, un iodure double, soluble, et susceptible de cristalliser, mais qui diminuerait le volume du produit que l'on veut obtenir.

L'iodure d'argent est d'un jaune très pâle, qui, sous l'influence de la lumière ou par le contact de l'air, devient plus intense, comme cela arrive pour le chlorure, mais moins facilement. L'iodure d'argent n'a aucune saveur; il est insoluble dans l'eau, ainsi que dans l'ammoniaque. Cette dernière propriété sert à le distinguer du chlorure et du cyanure du même métal.

Comme le chlorure d'argent, l'iodure doit être conservé à l'état sec, et à l'abri de la lumière. Les substances végétales neutres paraissent n'exercer aucune action sur ce composé.

A. Avant d'employer les préparations d'argent dans le traitement de la syphilis, fallait-il, au moins, se demander sous quelle forme et à quelle dose il convenait de les administrer; or, toutes ces préparations neparaissant pas jouir de la même activité, j'ai commencé par prescrire le chlorure, le cyanure et l'iodure d'argent, à la dose d'un douzième de grain, et le chlorure d'argent et d'ammoniaque, à celle d'un quatorzième. Quant à l'oxide d'argent, et à l'argent divisé, l'un a été donné à la dose d'un huitième de grain, et l'autre à celle d'un quart. Mais je me suis bientôt aperçu que ces diverses doses étaient en général trop faibles, et j'ai dû dès-lors les augmenter. Ainsi, le chlorure, le cyanure et l'iodure ont été prescrits, plus tard, à la dose d'un dixième et même d'un huitième de grain en commençant, sans qu'il en soit résulté le moindre inconvénient; il en a été de même de l'oxide et de l'argent divisé, que j'ai donnés, dès le principe, à la dose d'un quart de grain.

Le chlorure d'argent et d'ammoniaque est de toutes les substances qui ont été employées, celle que j'ai toujours fait prendre avec le plus de ménagement. Je n'en ai jamais prescrit, au début du traitement, plus d'un douzième de grain. Il est presque superflu de dire, qu'à mesure que le traitement avançait, les fractions devenaient plus fortes, quelle que fût, d'ailleurs, la préparation d'argent mise en usage. En définitive, j'ai procédé à cet égard, comme on le fait tous les jours pour les préparations d'or.

Ce n'est pas tout: voulant avoir recours à la méthode ïatraleptique, j'ai cherché à ajouter, à chacun des produits nouveaux, une quantité donnée d'une substance inerte, qui put en augmenter le volume, et faciliter le fractionnement. Cette précaution était même indispensable pour le chlorure d'argent et d'ammoniaque qui, employé en frictions sur la langue, laisse un goût désagréable, et exerce une action légèrement caustique.

Que pouvais-je mieux faire dans cette circonstance, que de suivre les données fournies par le docteur Chrestien, à propos des préparations d'or, et de me servir de la poudre d'iris de Florence, privée de ses produits solubles dans l'eau et l'alcool, et parfaitement desséchée (1)? Cette substance fut donc celle à laquelle j'accordai la préférence. Voici la formule que j'ai suivie pour toutes les préparations d'argent.

EXEMPLE :

Chlorure d'argent.................. *Un grain.*
Poudre d'iris de Florence privée de ses principes solubles et bien desséchée. *Deux grains.*

Broyez dans un mortier en verre, à la température de l'atmosphère, et passez à travers un tissu serré, pour obtenir une poudre à

(1) Les substances végétales neutres n'exercent pas d'action appréciable sur les composés d'argent dont il a été question ; mais lorsque ces derniers sont humides, ils se colorent par l'action de la lumière bien plus vite que lorsqu'ils sont desséchés.

diviser en un nombre déterminé de fractions, selon les vues du médecin.

B. Après avoir fait usage, pendant un certain temps, des préparations d'argent selon la méthode ïatraleptique, je crus m'apercevoir que certains malades faisaient fort mal leurs frictions, ce qui me décida à donner le remède en pilules. J'adoptai alors la formule suivante,

Exemple :

Chlorure d'argent et d'ammoniaque. *Un grain.*
Poudre d'iris de Florence......... *Deux grains.*
Conserve de tilleul, *s. q.*

Pour une masse très consistante à diviser en quatorze pilules, ou en un plus petit nombre.

C. Enfin, en me servant des préparations argentifères dans le traitement de la syphilis, je reconnus, dans quelques cas, toute l'utilité que l'on pourrait tirer des applications locales. Je fis donc préparer une pommade dans laquelle j'incorporai, tour à tour, l'argent divisé, l'oxide d'argent, et les divers composés déjà mentionnés.

Exemple :

Oxide d'argent...... *Vingt grains.*
Axonge............ *Une once.*

Mêlez avec soin.

Lorsqu'au lieu de l'oxide d'argent ou de l'argent divisé, j'employais le chlorure d'argent, l'iodure, ou le cyanure, il n'a guère fallu que dix ou douze grains de chacune de ces substances, par once d'axonge.

D. J'avais bien songé à donner les diverses préparations d'argent en solution dans l'eau distillée, à l'instar des préparations aurifères, mais leur insolubilité m'en a empêché. Le chlorure d'argent et d'ammoniaque est la seule qui soit soluble (encore même ne l'est elle qu'en partie), et la facilité avec laquelle elle se décompose dès qu'elle est dans l'eau, s'opposera toujours à ce mode d'administration.

Première Observation.

Chancres nombreux et larges sur le prépuce ; emploi du chlorure d'argent en frictions sur la langue ; guérison rapide.

Maribeau (Joseph), grenadier au 55e régiment de ligne, âgé de 26 ans, d'une constitution athlétique, entra le 17 avril 1835, au quartier des vénériens de l'Hôtel-Dieu St-Éloi de Montpellier ; ce malade offrait les symptômes suivans :

Des chancres situés à l'extrémité de la verge, assez creux dans certains points, bordaient tout le pourtour du prépuce ; quelques-uns avaient même près d'un pouce de diamètre, de telle sorte qu'au bout du membre viril, on eut dit qu'il n'y avait qu'une seule ulcération en forme de bande circulaire, et de la largeur de six lignes au moins.

Le 24 avril, après quelques jours de repos et l'usage de quelques bains, j'ordonne le chlorure d'argent en frictions sur la langue, à la dose d'un douzième de grain. Les chancres sont recouverts avec un plumasseau de charpie enduit de cérat de Galien.

Dès la seconde friction, Maribeau éprouve quelques légères coliques, mais elles ne sont que de courte durée, et n'exigent pas même la suspension du remède.

A peine le premier grain de chlorure d'argent est fini, que la sécrétion abondante qui découlait des parties ulcérées, diminue. La surface des chancres se dépouille en même-temps de cette espèce de couënne grisâtre qu'elle présentait, et la cicatrisation marche avec rapidité.

Le malade continue les frictions sur la langue, et son état s'améliore de jour en jour. Bientôt les chancres ont entièrement disparu. Cependant Maribeau ne sort de l'hôpital que le

24 juin, après avoir pris cinq grains de chlorure d'argent.

Réflexions. — Ce cas est sans contredit un des plus simples en fait de symptômes primitifs de la vérole, et je sens tout ce que l'on pourrait m'objecter à ce sujet, par rapport à l'efficacité du moyen mis en usage. Toutefois, on ne perdra pas de vue qu'il ne s'agit pas ici, d'une de ces excoriations légères qui peuvent se développer sur la verge, comme sur les autres parties du corps, et que l'on prend, souvent mal à propos, pour des ulcères vénériens. Les élèves qui ont assisté à mes expériences, doivent se rappeler encore avec quel soin j'ai constamment mis à part les militaires, chez lesquels la vérole s'est présentée sous des formes douteuses. Tous ces malades ont été traités par le mercure ou par l'or; il n'en sera nullement question dans ce Mémoire.

DEUXIÈME OBSERVATION.

Chancres sur le corps de la verge; phimosis; emploi du chlorure d'argent en frictions sur la langue; guérison.

LEJAUNE, soldat d'infanterie légère, âgé de

23 ans, d'un tempérament sanguin, se rendit à l'Hôtel-Dieu de Montpellier, le 27 avril 1835, pour une maladie vénérienne qu'il avait depuis un mois environ. Soumis le jour même de son entrée à mon examen, je trouve un phimosis des plus prononcés ; on ne voyait le gland qu'à travers une légère fente par laquelle s'écoulait une grande quantité de matière puriforme.

Sur le dos de la verge, à l'union du tiers antérieur avec le tiers moyen, existait, en outre, une ulcération saillante, convexe, à bords mousses et relevés, de forme ovalaire, et ayant de neuf à dix lignes de diamètre.

A deux pouces en arrière, et toujours sur le dos de la verge, on remarquait une autre ulcération moins grande que la précédente, mais offrant comme elle une surface d'une couleur gris-sale. Enfin, les glandes de l'aine gauche étaient légèrement engorgées, sans être cependant douloureuses.

Le malade fut d'abord saigné, et mis à l'usage de quelques moyens tempérans, pour en venir immédiatement après au chlorure d'argent, qu'il prit, comme le sujet de l'observation précédente, à la dose d'un douzième de grain, en frictions sur la langue. (Bains locaux avec l'eau de mauve; pansemens avec des plumasseaux enduits de cérat de Galien).

Le 8 mai, Lejaune a déjà employé un grain de chlorure d'argent, et il ne s'est pas manifesté le moindre changement dans l'état des chancres ; seulement la surface en est moins sale, et le phimosis n'existe plus. (Continuation du même traitement).

En peu de temps, les ulcères prennent un nouvel aspect, et la cicatrice commence à se former. Alors seulement je me vois dans l'obligation de toucher, à deux reprises, les chairs exubérantes, avec le nitrate d'argent. Dès ce jour, les bourgeons charnus s'affaissent, les bords des ulcères se rapprochent, et vers la fin du mois, les chancres sont effacés.

L'engorgement des glandes inguinales semble cependant vouloir augmenter; je m'abstiens à dessein de toute application locale, et sous l'influence seule du chlorure d'argent, dont la dose est poussée jusqu'à cinq grains, tout disparaît.

Réflexions. — Quoiqu'il s'agisse encore ici de symptômes primitifs, le cas est un peu plus compliqué ; il existait à la fois, chez le même individu, un phimosis, deux chancres très-étendus sur le dos de la verge, et un bubon commençant à l'aine gauche. Certes, en voilà bien assez pour caractériser la syphilis, surtout lorsque le mal éclate sept à huit jours après la cohabitation avec une fille publique. Eh bien, cet ensemble de symptômes a cédé sans obstacle à l'administration du chlorure d'argent.

A la vérité, pour obtenir la cicatrisation complète des chancres, il a fallu, par deux fois, avoir recours à la cautérisation avec le nitrate d'argent, et l'on pourrait peut-être arguer de là que ce dernier moyen a été le seul efficace. Mais, d'abord, je ferai observer que lorsque la pierre infernale a été appliquée, les chairs bourgeonnaient déjà, ce qui prouve que les ulcères étaient en voie de guérison.

Quel est d'ailleurs la substance dont j'ai fait usage? Un sel à base d'argent, c'est-à-dire, un remède dont fait partie le métal que je préconise. Autant vaudrait, quand on donne le sublimé corrosif à l'intérieur, et que l'on cautérise les chancres avec le nitrate de mercure, dire: que c'est l'eau mercurielle qui a guéri le malade, et non le perchlorure de mercure.

Au reste, soit dit ici par anticipation, je n'ai fait usage du nitrate d'argent que sur deux ou trois malades, et ce ne sont certainement pas ceux qui étaient le plus gravement atteints.

Troisième Observation.

Chancre près du frein de la verge, accompagné d'un bubon à l'aine gauche ; emploi du chlorure d'argent en frictions sur la langue ; guérison.

Garic (Pierre), chasseur au 4e régiment d'infanterie légère, d'une constitution sèche, mais robuste, entré à l'hôpital le 23 avril 1835, portait à cette époque un bubon à l'aine gauche, et un chancre d'environ trois lignes de diamètre, près du frein de la verge. (Saignée au bras, bain général, cataplasme émollient sur l'aine).

Après sept à huit jours de l'emploi de ces divers moyens, je prescris le chlorure d'argent en frictions sur la langue, à la dose d'un douzième de grain. Dès la douzième friction, le chancre a notablement diminué de surface ; vers la fin du mois de mai, il est complétement fermé.

Garic n'est plus alors retenu à l'hôpital que par le bubon qui est venu à suppuration ; (continuation du chlorure d'argent, applications locales, émollientes). En peu de temps le bubon se cicatrise à son tour, et le malade quitte l'Hôtel-Dieu St-Éloi, après deux mois de séjour dans cette maison. Il a pris cinq grains de chlorure d'argent.

Réflexions. — Si le chancre que présentait Garic était moins étendu que ceux du malade précédent, Garic avait en revanche un bubon en pleine suppuration; or, chacun sait combien la guérison de ce symptôme offre par fois des difficultés. Le chlorure d'argent a cependant réussi à merveille.

Quatrième Observation.

Chancres sur le prépuce et le corps de la verge, accompagnés de phimosis et de bubon suppuré; emploi du chlorure d'argent en frictions sur la langue; guérison.

Benoist (Alexandre), canonnier au 13e régiment d'artillerie, âgé de 26 ans, d'une forte et belle constitution, se présenta, le 28 avril 1835, au quartier des vénériens, dans l'état suivant : un phimosis des mieux caractérisés existait depuis quelques jours, et en cherchant à porter le prépuce en arrière, on voyait, tant sur la face interne du prépuce que sur le gland, un grand nombre de chancres à bords rouges et coupés à pic, desquels s'écoulait une matière ichoro-purulente, répandant une odeur fétide. En outre, le malade avait à l'aine gauche un bubon déjà en suppuration. (Bains locaux, cataplasmes émolliens; chlorure d'argent en frictions sur la langue, à la dose d'un douzième de grain).

En peu de temps le phimosis disparaît, et met à nu les ulcérations dont le gland était atteint. On poursuit l'administration du chlorure d'argent, et quoique le malade se soit plaint, les premiers jours, de quelques coliques et d'une diarrhée légère, les chancres ne laissent pas que de changer d'aspect. Le 10 juin, il n'en reste plus de traces. Benoist sort quinze jours après, ayant pris en tout cinq grains de chlorure d'argent.

Réflexions. — Ce fait est encore plus probant que ceux que l'on a lus jusqu'ici. Benoist (Alexandre) réunissait à lui seul tous les symptômes que présentaient les malades dont il a été déjà question ; c'est encore le chlorure d'argent qui l'a guéri.

Ce malade est le second chez lequel il y a eu de légères coliques et un peu de diarrhée, durant l'administration du remède ; il ne faudrait pas cependant trop se hâter de rapporter ces symptômes à l'usage du chlorure ; car, parmi les sujets sur lesquels j'ai expérimenté, quelques-uns seulement ont offert ces phénomènes morbides. En outre, il faut savoir qu'à cette époque le choléra morbus asiatique commençait à sévir dans nos contrées. Je dirai même, pour parler avec plus d'exactitude, qu'au nombre des dix ou douze malades du quartier des vénériens, qui ont payé leur tribut à l'épidémie, et dont un seul a succombé, il n'y en avait aucun qui fût traité par les préparations d'argent. Le mal a principalement frappé ceux qui prenaient le baume de copahu, ou le poivre cubèbe.

Cinquième Observation.

Végétations syphilitiques à la marge de l'anus ; emploi du chlorure d'argent en frictions sur la langue ; guérison.

Jourdan, chasseur au 21e régiment d'infanterie légère, âgé de 24 ans, entré à St-Éloi le 14 avril 1835, avait eu, à peu près un an auparavant, des chancres à la verge dont il s'était débarrassé à l'aide d'un traitement mercuriel fait dans un hôpital.

Au moment où je le vis pour la première fois, il avait, disait-il, depuis deux mois, des végétations en grand nombre, de forme verruqueuse, grenues, sèches, et disposées en bourrelet tout au tour de l'anus. La défécation était pénible, et même accompagnée de douleurs assez vives. En un mot, on trouvait dans ces excroissances tous les caractères des végétations vénériennes; je m'empressai donc de donner le chlorure d'argent à la dose, et sous la forme déjà indiquées.

Dès la dix-septième friction, quel ne fut pas mon étonnement de voir ces excroissances diminuer sensiblement de volume, et disparaître même, peu à peu, mais en totalité, sans le secours d'aucune application locale?

Vers le milieu du mois de mai, Jourdan se croyant entièrement guéri, demande à sortir de l'hôpital; je ne consens à signer son billet, que lorsque son traitement est complet.

Réflexions.—Malgré les quatre exemples de guérison déjà cités, je sens que si je n'avais à mentionner que des faits pareils, on m'objecterait peut-être qu'il n'y a pas de traitement par lequel on ne puisse dissiper les symptômes primitifs de la vérole; aussi ai-je eu le soin, autant du moins que la chose m'a été possible, d'essayer chacune des préparations d'argent dans des cas de syphilis constitutionnelle.

Faudrait-il pour cela ne tenir aucun compte de toutes les observations qui n'appartiennent pas à cette dernière catégorie? Je ne le pense pas, surtout si le chlorure d'argent n'est pas moins efficace contre les symptômes du second ordre. Or, tel est précisément le cas du malade dont on vient de lire l'histoire. Les végétations que présentait Jourdan, n'étaient que la conséquence des chancres qu'il avait eus l'année précédente, et qui avaient été mal guéris ; car le mercure lui-même ne met pas toujours à l'abri de la récidive.

Sixième Observation.

Blennorrhagies anciennes, rhagades à la marge de l'anus, écoulement récent par l'urètre ; administration du chlorure d'argent; guérison.

Rigal (Antoine), âgé de 24 ans, caporal au 55e régiment de ligne, ayant eu dans le temps plusieurs blennorrhagies pour lesquelles il n'avait fait aucune espèce de traitement, entra à l'hôtel-Dieu de Montpellier, le 19 mai 1835, avec une blennorrhagie récente ; il portait, en outre, un grand nombre de rhagades au fondement, de la surface desquelles suintait une matière puriforme assez abondante. L'écoulement de l'urètre était alors peu de chose, et n'occasionait pas la moindre douleur dans le canal; il avait une couleur blanchâtre.

Jaloux de savoir jusqu'à quel point la blennorrhée et les rhagades pouvaient provenir de la même source, je me contentai de prescrire quelques bains, et quelques lotions émollientes, pour passer immédiatement après à l'usage du chlorure d'argent en frictions sur la langue. Je ne tardai pas à constater les heureux effets de ce mode de traitement.

A peine le malade avait pris deux grains de chlorure d'argent, que l'écoulement diminua de jour en jour, et que les rhagades commencèrent à devenir moins profondes, et à fournir beaucoup moins de matière puriforme.

Encouragé par ce résultat, j'insistai sur l'administration du même remède, toujours donné seul, et j'eus ainsi la satisfaction de rendre, en peu de temps, la santé à ce jeune soldat. (En tout cinq grains de chlorure d'argent).

Réflexions. — Voilà un malade qui n'a jamais eu que des blennorrhagies qu'il a constamment confiées aux soins de la nature, et qui, quelques années après, voit paraître au fondement un grand nombre de rhagades; il est donc des blennorrhagies qui sont vénériennes, c'est-à-dire, susceptibles de donner lieu à des symptômes consécutifs. Oui, il en existe, mais elles sont très rares, si j'en juge par le grand nombre d'expériences que j'ai eu l'occasion de faire sur l'inoculation des virus blennorrhagique et syphilitique.

Il y a plus : au moment où Rigal est entré à l'hôpital, il venait, disait-il, de contracter une nouvelle blennorrhagie, et celle-ci n'était certainement pas la cause des rhagades qu'il portait. Au contraire, j'ai tout lieu de croire que cet écoulement qu'il prétendait être récent, n'était que la continuation de ceux qu'il avait déjà eus, et je devais dès-lors chercher à l'attaquer par des moyens internes. En effet, le chlorure d'argent a été donné en frictions sur la langue; et le chlorure d'argent a suffi pour dissiper, même en très-peu de temps, et les rhagades et la blennorrhée.

Septième Observation.

Chancres, blennorrhagie, plaques larges et rugueuses au fondement; chlorure d'argent en frictions sur la langue, et en applications locales sous forme de pommade; guérison.

Fourment, âgé de 24 ans, voltigeur au 34e

régiment de ligne, vint à l'Hôtel-Dieu de Montpellier, le 30 avril 1835, pour y réclamer mes soins. Ce malade avait eu, deux ans auparavant, des ulcérations à la verge, survenues à la suite d'un coït impur, et qu'il s'était contenté de faire cicatriser en les cautérisant. Ensuite il fut atteint d'une gonorrhée pour laquelle il ne subit aucune espèce de traitement, et qui disparut d'une manière presque insensible.

Environ quatre mois après, Fourment ayant été mis en prison pour cause de désertion, vit se manifester au pourtour de l'anus des granulations rougeâtres, qui finirent bientôt par envahir tout l'espace compris entre la racine des bourses et l'ouverture du rectum. Au moment où le malade fut soumis à mon examen, ces plaques avaient presque la largeur de la paume de la main, elles étaient rouges, granulées, humides, et laissaient suinter une matière puriforme.

Interrogé dans le but de savoir si, durant sa captivité, il n'aurait pas souffert les approches de l'un de ses camarades, Fourment répondit constamment par la négative. Dès ce moment je résolus de le soumettre à l'usage du chlorure d'argent, que je donnai à la dose d'un douzième de grain en frictions sur la langue.

En outre, afin de hâter la guérison, je fis tous les jours oindre les parties malades avec la pommade argentée.

Ce mode de traitement eut le résultat que j'en attendais : bientôt les granulations deminuèrent, la matière puriforme qu'elles fournissaient devint moindre de jour en jour, et toutes les personnes qui assistaient à mes visites, purent constater, comme moi, que la guérison s'opérait avec rapidité. Le 15 juin tout avait disparu. Enfin, le 10 juillet, Fourment ayant pris cinq grains de chlorure d'argent, fut en état de sortir de l'hôpital.

Réflexions. — Cette observation se rapproche beaucoup de celle qui la précède, avec cette différence cependant que, dans ce dernier cas, j'ai combiné le traitement interne avec les applications locales, à l'aide de la pommade argentée. Aussi la guérison a-t-elle été assez prompte. C'est donc là une ressource de plus à mettre à contribution, lorsque le mal offre un certain degré d'intensité, ou résiste à l'action du remède pris à l'intérieur. Ne fait-on pas ainsi, lorsqu'on se sert de l'or ou du mercure ?

—

Huitième Observation.

Condylomes nombreux et saillans; ulcérations au gosier; administration du chlorure d'argent en pilules; application de la pommade argentée; guérison complète.

Loyer (Pierre), canonnier au 13e régiment d'artillerie, âgé de 24 ans, d'un tempérament lymphatico-sanguin, entra à St-Éloi le 25 mai 1835; sa maladie consistait en des excroissances nombreuses et saillantes en forme de crête de coq à la marge de l'anus, et des ulcérations aux amygdales et au voile du palais, à surface inégale, à bords coupés à pic, entourées d'une légère auréole inflammatoire, et recouvertes d'une sorte de pseudo-membrane, d'une teinte grisâtre. Le malade avait eu déjà une blennorrhagie qu'il avait gardée plusieurs mois, et pour laquelle il n'avait employé que des bains et de la tisane d'orge. (Un douzième de grain de chlorure d'argent en pilules, application de la pommade argentée sur les condylomes).

Au deuxième grain, j'étais surpris de ne voir aucun changement sensible dans la marche de la maladie, lorsque tout-à-coup les excroissances se flétrirent, et finirent même par se réduire à presque rien. C'est alors que je dis à l'interne de la salle, de les exciser.

Quant aux ulcèrations de la bouche, elles guérirent sans avoir besoin d'être cautérisées. La dose du chlorure d'argent fut portée cette fois-ci jusqu'à neuf grains pour tout le traitement. Le dernier grain fut donné à la dose d'un sixième.

Réflexions. — Au lieu de prescrire le chlorure d'argent en frictions sur la langue, j'ai voulu dans ce cas le donner en pilules, par rapport aux ulcérations qui existaient dans la bouche. C'est même là un principe dont il ne faut jamais s'écarter.

On aura dû noter aussi que j'ai dépassé de beaucoup la dose ordinaire du remède, puisque, outre le chlorure que contenait la pommade, le malade en a pris neuf grains à l'intérieur, et jusqu'à un sixième de grain par jour. Il en est, du reste, des préparations d'argent, comme des préparations mercurielles et aurifères. Quoi de plus commun, dans la pratique, que de rencontrer des malades qui n'ont besoin que d'une vingtaine de grains de sublimé pour obtenir une guérison complète, et d'autres auxquels trente et quarante grains de la même substance, suffisent à peine ?

Neuvième Observation.

Chancres au prépuce disposés en forme de collier ; ulcération profonde, et de la largueur d'une pièce de cinquante centimes, à la partie postérieure du gland ; bubon à la région inguinale droite. Emploi du chlorure d'argent et d'ammoniaque ; selles abondantes durant les premiers jours de l'administration du remède ; guérison.

Emptoz (Alexis), conducteur au 9e régiment d'artillerie, âgé de 24 ans, d'une constitution athlétique, se présenta à l'hôpital le 7 juin 1835, avec un grand nombre de chancres sur le prépuce, et une ulcération profonde de l'étendue d'une pièce de cinquante centimes en arrière du gland ; les glandes inguinales du côté droit étaient notablement engorgées, et paraissaient même en suppuration. En effet, une ponction que je fis quelques jours après, donna issue à une assez grande quantité de pus ; du reste, le malade assurait n'avoir jamais eu d'autre maladie vénérienne. (Saignée au bras de douze onces, bain général, deux soupes ; tisane de chiendent nitrée).

Après quatre jours de repos, prescription d'un quatorzième de grain de chlorure d'argent et d'ammoniaque en frictions sur la langue.

Ce nouveau médicament parut un instant troubler les fonctions digestives, et le malade poussa plusieurs selles dans la journée; néanmoins ce dérangement fut de peu de durée, et depuis ce moment jusqu'à celui où Emptoz quitta l'hôpital, il ne survint plus rien, quoique ce militaire eut pris en tout cinq grains et demi de chlorure d'argent et d'ammoniaque.

Il est essentiel de faire remarquer que, pendant tout le traitement, le cérat de Galien est la seule substance dont on se soit servi pour les pansemens, tant des chancres que du bubon.

Il n'a été fait aucune espèce de cautérisation.

Dixième Observation.

Chancre sur la face dorsale de la verge; porreaux très-nombreux sur le gland; administration du chlorure d'argent et d'ammoniaque, d'abord en frictions sur la langue, et ensuite en pilules; guérison.

Bolle, soldat au 21e régiment d'infanterie légère, âgé de 19 ans, d'une faible complexion, ayant eu déjà une blennorrhagie qu'il avait négligée, vit paraître, peu de temps après avoir eu des rapports avec une fille publique, un chancre très large sur la face dorsale de la verge, et dans les environs, une série de petites ulcérations, et même quelques pustules plates et humides du côté de la racine du pénis. Plus tard, il se montra un grand nombre de petits porreaux tout au tour de la base du gland. Tel était l'état du malade, lorsqu'il fut soumis à mon examen. (Un quatorzième de grain chlorure d'argent et d'ammoniaque en frictions sur la langue).

Ce malade éprouva encore quelques légères coliques et un peu de diarrhée; mais je ne suspendis pas le remède. La dose fut même portée plus loin, à mesure que le traitement avançait, et cela sans inconvénient.

Au bout d'un mois et demi de l'emploi du chlorure d'argent et d'ammoniaque, sans le concours d'aucun autre médicament, il existait déjà une grande amélioration. J'insistai sur le même moyen, et au sixième grain de chlorure, le malade était radicalement guéri. Les chancres, les pustules et les porreaux, tout avait disparu comme par enchantement. Au moment où Bolle sortit de l'hôpital, le 14 août, il prenait le chlorure d'argent et d'ammoniaque à la dose d'un neuvième de grain par jour.

Réflexions. — Si tant de symptômes divers ont disparu par l'effet seul de ce mode de médication, comment mettre en doute la spécificité des préparations d'argent dans le traitement de la maladie vénérienne? Ici, ce ne sont pas seulement des chancres qui cèdent à la puissance du remède, ce sont aussi des bubons, des pustules, et des porreaux. Cette uniformité constante dans les résultats, n'était-elle pas faite pour m'engager à poursuivre mes expériences?

Onzième Observation.

Choux-fleurs sur la base du gland; administration du chlorure d'argent et d'ammoniaque, d'abord en frictions sur la langue, et ensuite en pilules; coliques légères; guérison.

Paquet (Michel), âgé de 22 ans, canonnier au 13e régiment d'artillerie, d'une constitution forte, portait depuis dix mois, tout près de la couronne du gland, une excroissance en forme de choux-fleur, composée d'une infinité de petites végétations, dont les unes étaient granulées et les autres légèrement aplaties. Il disait, à cette époque (c'était le 2 juin 1835), avoir eu dans le temps un chancre qu'il s'était contenté de cautériser avec un peu de sulfate de cuivre. (Frictions sur la langue avec un quatorzième de grain chlorure d'argent et d'ammoniaque).

Pendant que le malade était soumis à l'usage de ce nouveau médicament, il eut l'idée d'étreindre la tumeur qu'il portait avec un fil de soie. Mais je m'en aperçus presque aussitôt, et je fis enlever sur-le-champ la ligature. Le chlorure d'argent et d'ammoniaque fut continué, en augmentant graduellement la dose, et en le donnant en pilules, au lieu de le faire prendre en frictions.

Dès les premiers jours de l'emploi du remède, Paquet éprouva aussi quelques coliques; mais, au bout d'un mois, alors qu'il n'avait pris que deux grains environ de chlorure, les végétations qui jusqu'à ce moment avaient été rouges et tendues, commencèrent à se flétrir et à tomber peu à peu, sans laisser la moindre cicatrice. Paquet resta encore à l'hôpital un mois et demi; il prit en tout six grains de chlorure.

Réflexions.—En racontant une circonstance que j'aurais pu taire, celle de la constriction momentanée de la tumeur à l'aide d'un fil, on reconnaîtra, sans doute, que j'ai eu à cœur avant tout d'être véridique. Mais que l'on n'aille pas se prévaloir de cet aveu, et dire : que si le choux-fleur s'est flétri, et a fini par tomber, c'est qu'il avait été déjà étranglé par la ligature.

Outre que le fil n'est resté en place que quelques instans, et que la constriction n'était que très légère, ce n'est qu'un mois aprés que *les végétations, qui jusque-là avaient été rouges et tendues, ont commencé à pâlir et à s'affaisser.* Il faut donc chercher ailleurs la cause de ce changement survenu dans la marche d'une maladie qui exsitait depuis plus de dix mois. Où la trouver cette cause, si ce n'est dans l'administration du chlorure d'argent et d'ammoniaque? Tous ces faits se lient et s'enchaînent de la manière la plus étroite.

Poursuivons l'examen des observations relatives à l'emploi du chlorure d'argent et d'ammoniaque.

—

Douzième Observation.

Chancres, bubon en suppuration; végétations sur le gland, pustules à la base de la verge; inoculation sur la cuisse gauche avec la matière qui s'écoule de la surface du gland; production de deux ulcérations. Le tout traité sans résultat par le chlorure de platine, et guéri par le chlorure d'argent et d'ammoniaque.

Lahir (Nicolas), canonnier au 13e régiment d'artillerie, âgé de 31 ans, ayant toujours joui d'une bonne santé, se vit dans la nécessité de se rendre à l'hôpital St-Éloi, le 22 mai 1835, à l'occasion d'une maladie vénérienne qu'il avait contractée depuis quelques mois. Il avait eu d'abord un bubon à l'aine gauche, et ensuite des pustules plates et humides à la base de la verge, des chancres et des porreaux sur le gland. Enfin, au moment où il se présenta dans mes salles, le prépuce était considérablement tuméfié, et laissait couler, par son ouverture, une grande quantité de matière ichoreuse.

Avant de commencer aucune espèce de traitement, je désirais voir si cette matière inoculée sur le malade, serait susceptible de donner lieu à quelques symptômes syphilitiques; je fis donc deux piqûres à la partie interne et moyenne de la cuisse, et il en résulta, en effet, deux ulcérations ayant tous les caractères du chancre, et sur lesquelles je reviendrai dans un autre mémoire. Le malade fut soumis, peu de jours après, à l'emploi du chlorure de platine, à la dose d'un douzième de grain.

Voyant que six grains de cette substance n'avaient produit aucune espèce d'amendement, j'en vins au chlorure d'argent et d'ammoniaque, que j'employai en pilules, et dont la dose fut poussée jusqu'à un huitième de grain. Les ulcères provenant de l'inoculation, et le bubon qui était déjà en suppuration, ne furent pansés qu'avec du cérat simple. Eh bien, les chancres, les végétations, l'écoulement, le bubon, les ulcères de la cuisse, tout finit par céder à l'action du chlorure d'argent et d'ammoniaque. Le malade était parfaitement guéri depuis près d'un mois, lorsque je lui permis de rentrer à son corps; il n'est sorti de l'hôpital que le 2 novembre 1835, après avoir pris sept grains de chlorure d'argent et d'ammoniaque.

Réflexions. — Assurément personne ne mettra cette fois-ci en doute le caractère syphilitique du mal. Ce qui s'est passé à la suite de l'inoculation, en est une preuve sans replique. On a pu voir aussi par les détails que renferme l'observation, que ce n'est qu'après avoir vainement essayé le chlorure de platine pendant long-temps, que je me suis décidé à prescrire le chlorure d'argent et d'ammoniaque, qui a eu encore un plein succès. Tous les métaux ne sont donc pas également propres à combattre, même les symptômes primitifs de la vérole.

Puisque l'occasion se présente, j'aime à profiter de cette circonstance pour déclarer que, parmi le très-grand nombre d'inoculations que j'ai déjà faites, depuis près de deux ans, avec le virus syphilitique ou blennorrhagique, il n'en est jamais résulté le moindre accident pour aucun des malades qui y ont été soumis. Les choses en sont aujourd'hui au point, que plusieurs des élèves qui ont assisté à mes expériences, n'ont pas craint de les répéter sur eux-mêmes, lorsque le cas s'est présenté.

Enfin, je dois dire, pour la sécurité de ceux qui se trouveraient dans cette position, que je n'ai pas observé jusqu'ici que le traitement fût plus long ou plus difficile, chez les malades sur lesquels j'ai pratiqué l'inoculation. Les ulcérations provenant de cette dernière cause, ont toujours guéri, en même temps que les autres symptômes syphilitiques.

Treizième Observation.

Chancre à la verge, traité par l'oxide d'argent; le malade prend, en tout, neuf grains de ce médicament; guérison.

Remy (François), soldat au 52e régiment de ligne, ayant contracté, depuis une quinzaine de jours, un chancre de la largeur d'une pièce de 50 centimes, vers la base du gland, fut reçu dans le service des vénériens, le 30 juin 1835. (Un huitième de grain oxide d'argent en frictions sur la langue.) L'emploi de ce médicament seul, dans l'espace de trois semaines, eut pour résultat la cicatrisation complète du chancre. Toutefois, je voulus en continuer l'usage encore quelque temps, et la cicatrice se consolida de plus en plus. Vers le milieu du traitement, le malade éprouva cependant un léger mouvement fébrile, qui me força à m'arrêter pendant quelques jours. Depuis lors Remy n'a plus rien ressenti, quoique, lorsque je lui ai délivré son billet de sortie, il eût pris neuf grains et trois quarts oxide d'argent.

Réflexions. — S'il est plusieurs malades chez lesquels l'emploi des préparations d'argent a été suivi de coliques légères, celui-ci est le premier, et le seul qui ait offert quelques phénomènes fébriles. Malgré tout le soin que j'ai mis souvent à étudier l'influence que l'argent pouvait avoir sur le rhythme du pouls, il ne m'a pas été possible de saisir rien d'assez constant ni d'assez prononcé, pour en faire l'objet d'une remarque spéciale.

Quant à la dose de l'oxide d'argent qu'a pris Remy, je sens maintenant qu'elle a été beaucoup trop faible; c'était la première fois que je me servais de cette substance, et d'après ce qu'en dit le Dr Chrestien, dans sa méthode ïatraleptique, j'avais quelques raisons de craindre qu'elle ne produisit un effet trop excitant. Les suites m'ont prouvé qu'il n'en était pas ainsi.

Quatorzième Observation.

Chancres sur le prépuce; tuméfaction considérable de la verge; oxide d'argent à la dose d'un quart de grain; guérison.

Hanot (Jean-Baptiste), fusilier au 52e régiment de ligne, âgé de 33 ans, en était à sa sixième maladie vénérienne, lorsqu'il vint à Montpellier. Il portait un grand nombre de chancres larges et profonds, tout au tour du prépuce, et la verge était fortement tuméfiée. (Saignée au bras de 12 onces, bain général, deux bouillons, tisane de chiendent nitrée).

Dès que les symptômes inflammatoires furent tombés, je donnai l'oxide d'argent à la dose d'un quart de grain par jour, et en pilules. Les chancres changèrent bientôt d'aspect, et diminuèrent presqu'en même-temps d'étendue et de profondeur; j'ajouterai même que l'amélioration fut très rapide. Le malade avait pris treize grains d'oxide d'argent, et tout autorisait à penser que la guérison était solide. Néanmoins, comme Hanot avait eu si souvent la vérole, je voulus pousser encore plus loin la dose du remède, et j'arrivai ainsi jusqu'au seizième grain. A la fin, le malade en prenait un demi-grain par jour.

Réflexions. — Instruit déjà par expérience de l'innocuité de l'oxide d'argent, je n'ai pas hésité, dès le début, à le donner à la dose d'un quart de grain, mais sous forme pilulaire; on en connait la raison. J'ai voulu aussi en porter la dose totale beaucoup plus loin, et je crois avoir bien fait; car l'oxide est bien moins actif que les chlorures. C'est ce qui a lieu aussi pour les préparations d'or.

Il est seulement à regretter que les deux faits ci-dessus énoncés se rapportent à des symptômes primitifs ; en voici qui ne sont plus du même genre.

Quinzième Observation.

Pustules lenticulaires sur tout le corps, excepté sur la tête et la poitrine ; traitement infructueux par le régime végétal et le sirop de salsepareille, durant quatre mois à l'hôpital d'Alger ; le malade se rend à Montpellier, nouveau traitement par l'oxide d'argent ; guérison.

Bischop, maréchal-des-logis au 1er régiment des chasseurs d'Afrique, âgé de 28 ans, d'un tempérament sanguin, atteint deux ans auparavant de plusieurs chancres qu'il avait négligés, fut couvert presque tout-à-coup d'une multitude de pustules lenticulaires, pour lesquelles il entra à l'hôpital d'Alger. Là, il fut soumis, durant quatre mois, au régime végétal et à l'usage du sirop de salsepareille, mais sans aucun succès, s'il faut en croire le malade.

Ce qu'il y a de sûr, c'est que lorsque Bischop fut admis à Saint-Éloi, il avait tout le corps parsemé d'un nombre infini de pustules, offrant la figure et les dimensions d'une lentille, et une teinte violacée tirant sur le brun. Ces pustules dépassaient à peine le niveau de la peau, et ne laissaient échapper aucune exsudation. La tête et la poitrine seules en étaient exemptes. (Un quart de grain oxide d'argent en pilules à prendre tous les jours).

Bientôt la dose du remède est portée à un tiers et même à un demi-grain; aussi le traitement marche avec rapidité, et les pustules disparaissent de jour en jour. Arrivé à la dose de dix-sept grains, il n'en reste plus que quelques-unes à la face interne des membres, encore même leur teinte est si peu sensible, qu'on les prendrait plutôt pour des taches de rousseur que pour des pustules.

Pendant toute la durée du traitement, le malade n'a pris absolument que l'oxide d'argent; aucune application locale n'a été faite; à peine ai-je donné quelques bains. Le 14 novembre 1835, Bischop demande instamment à sortir.

Comme il existe encore quelques légères traces de pustules, et que Bischop est un sous-officier instruit, je l'engage à m'écrire si sa maladie venait à se reproduire.

Au moment où je rédige l'observation, je n'ai reçu aucun avis de sa part (1).

---

(1) Le malade a quitté l'hôpital depuis plus de six mois.

Réflexions. — Les pustules lenticulaires, dit Lagneau, annoncent toujours une syphilis consécutive, et sont peut-être les plus communes de toutes les éruptions que détermine cette maladie. Ce fait n'appartient donc plus aux symptômes du premier ordre. Voyons ce qui s'est passé.

Bischop arrive à Montpellier, après avoir vainement essayé pendant quatre mois le traitement dit végétal, et son état n'a pas éprouvé la moindre amélioration. Je le soumets immédiatement à l'usage de l'oxide d'argent, sans aucune préparation préalable, et je m'abstiens, comme dans les autres cas, de toute application locale. En moins de deux mois, ce militaire peut aller rejoindre son régiment.

On me dira, sans doute, que lorsqu'il est parti, son corps offrait encore quelques légères traces de pustules; mais j'en appelle à ceux qui sont placés dans des hôpitaux de vénériens, et je leur demande si pour renvoyer les sujets qui présentent de pareils symptômes, on attend toujours d'avoir effacé même l'empreinte du mal?

Je vais plus loin, et j'admets que le malade ne fût pas encore définitivement guéri lors de sa sortie de l'hôpital; on conviendra, du moins, avec moi, que le remède qui a produit en aussi peu de temps un changement si favorable, ne peut pas être un remède impuissant.

Seixième Observation.

Chancres, exostoses, douleurs ostéocopes, administration du sublimé à l'intérieur ; guérison momentanée. Réapparition des douleurs ostéocopes ; emploi de l'oxide d'argent ; guérison solide.

Gauthier (Matthieu), chasseur à cheval, âgé de 28 ans, d'un tempérament sanguin, était déjà venu à l'hôpital St-Éloi, pour s'y faire soigner d'une maladie vénérienne dont il était atteint; il avait alors des chancres sur le gland, et des exostoses à la partie moyenne du tibia, accompagnées de douleurs ostéocopes dans diverses parties du corps. D'après le rapport du malade, ces symptômes provenaient d'une ancienne ulcération syphilitique qu'il avait eue à Paris, et qui avait été incomplétement guérie, quoique traitée par le mercure; Aussi, fallut-il en venir de nouveau à ce remède. Gauthier prit environ deux cent pilules avec un dixième de grain de sublimé ; on fit même des frictions sur les exostoses avec l'acide nitrique étendu d'eau distillée (20 gouttes d'acide par once d'eau).

Sous l'influence de ces divers moyens, les chancres avaient disparu et les douleurs ostéocopes s'étaient calmées; le malade put donc sortir de l'hôpital. Mais à peine un mois s'était écoulé, que les douleurs ostéocopes éclatent avec une nouvelle intensité, et forcent Gauthier à entrer pour la seconde fois à l'Hôtel-Dieu.

Curieux de connaître l'action de l'argent contre les douleurs ostéocopes, d'autant que je n'avais pas eu encore l'occasion de l'essayer en pareil cas, je ne balançai pas à prescrire un cinquième de grain d'oxide; et peu de temps après, un quart, et même un tiers. A mesure que le traitement avançait, Gauthier s'en trouva si bien, qu'au dixième grain il demanda à reprendre son service. Il est inutile d'ajouter que les douleurs seules avaient cessé, et que les exostoses étaient, à peu de chose près, au même point.

Réflexions. En citant cette observation, je ne prétends pas dire que l'argent ait la propriété de guérir les maladies vénériennes, contre lesquelles le mercure a échoué; ce serait tomber dans l'exagération. Mais, en supposant même que le remède en question n'ait fait qu'achever une guérison que le sublimé corrosif avait déjà commencée, n'est-ce pas un motif de plus pour croire à la vertu anti-syphilitique de l'oxide d'argent?

Dix-septième Observation.

Végétations syphilitiques en forme de grains de raisins, à la marge de l'anus ; administration de l'oxide d'argent à l'intérieur et en applications locales ; guérison dans l'espace de trente-trois jours.

Daurel, soldat au 66e régiment de ligne, âgé de 24 ans, d'un tempérament sanguin, fut admis à St-Éloi. Il était atteint depuis environ trois semaines de plusieurs paquets de végétations disposées en forme de grappe de raisin, mais coupées en divers sens par des sillons plus ou moins profonds. Daurel disait avoir eu, quelques mois auparavant, une affection syphilitique consistant en des chancres qui n'avaient été guéris qu'à la faveur des anti-phlogistiques et de la cautérisation.

Ces circonstances, jointes à l'aspect que présentaient les végétations, étaient bien propres à me faire penser que ces dernières se liaient à la maladie vénérienne que Daurel avait eue tout récemment. J'administrai donc l'oxide d'argent à la dose d'un quart de grain par jour à l'intérieur, et j'ordonnai en même-temps quelques applications locales avec la pommade argentée. Daurel s'en trouva bien.

On augmenta graduellement la dose du remède, et l'on arriva peu à peu à celle d'un demi-grain par jour, sans tenir compte de l'oxide que contenait la pommade. Enfin, le malade en prit en tout quatorze grains, et sa santé n'en souffrit en aucune manière. Au contraire, tout fut au-delà de ses espérances et des miennes, les végétations s'affaissèrent, se flétrirent, et disparurent pour ainsi dire à vue d'œil. Au bout de trente-trois jours de traitement, Daurel est dans le cas de sortir de l'hôpital, et ne présente pas la moindre trace de la maladie qu'il avait lorsqu'il y était entré.

Réflexions. Que dire en présence de faits pareils, si ce n'est que le remède mis en usage jouit d'une propriété spécifique dans le traitement de la syphilis. Y a-t-il une seule préparation mercurielle ou aurifère, qui pût en moins de temps, produire d'aussi grands effets? En vérité, j'avoue que je sentis alors, plus que jamais, tout le parti que l'on pourrait tirer des préparations d'argent dans le traitement de la maladie vénérienne; mais il fallait pousser plus loin la démonstration.

Ce n'était pas assez pour moi d'avoir tour à tour essayé le chlorure d'argent, le chlorure d'argent et d'ammoniaque et le protoxide d'argent : j'avais encore à étudier l'action de l'argent divisé, du cyanure et de l'iodure d'argent; c'est ce que je fis.

Dix-huitième Observation.

Chancre sur le prépuce de près d'un pouce dans son plus grand diamètre ; administration de l'argent divisé à l'intérieur, à la dose d'un quart de grain par jour ; guérison rapide.

Bouton (Nicolas), soldat au 26e régiment de ligne, âgé de 32 ans, entra à l'hôpital St-Éloi, le 24 juillet 1835. Il avait pour toute maladie un chancre très-large et très-profond sur le prépuce, qui, depuis quinze jours, époque à laquelle il avait paru, n'avait cessé de faire des progrès.

Quoique le malade n'eût encore rien fait, au moment de son entrée à l'Hôtel-Dieu, je me hâtai de lui donner de l'argent divisé, à la dose d'un quart de grain, en pilules, en recommandant expressément de ne panser le chancre qu'avec du cérat simple. En peu de temps, l'ulcère avait changé de couleur et diminué d'étendue, et au bout de vingt jours, on n'en voyait pas le moindre vestige. Il ne fut besoin que de dix grains et un quart d'argent divisé pour triompher du mal.

DIX-NEUVIÈME OBSERVATION.

Taches cuivreuses répandues sur tout le corps ; tumeur du volume et de l'aspect d'une grosse framboise, à la partie latérale droite de la lèvre inférieure ; traitement par l'argent divisé, et par le per-chlorure de mercure ; guérison.

RENDU (Jean-François), chasseur au 11e régiment de cavalerie, âgé de 29 ans, avait eu des chancres et une blennorrhagie qu'il avait traités à sa manière, c'est-à-dire, fort légèrement. Aussi, cinq à six mois après, il vit paraître d'abord sur les bras et sur les cuisses, et ensuite sur presque tout le corps, un grand nombre de taches cuivreuses, de forme ronde, ayant deux à trois lignes de diamètre, et faisant à peine saillie au-dessus du niveau de la peau.

Jusques-là, Rendu n'avait conçu aucune inquiétude sur son état ; mais il n'en fut plus de même en voyant paraître sur la lèvre inférieure, et non loin de la commissure droite, une tumeur du volume et de l'aspect d'une grosse framboise. Alors il demanda à se rendre à l'Hôtel-Dieu de Montpellier, où il fut reçu le 17 mai 1835.

La nature du mal était trop facile à déterminer, pour hésiter un seul instant. Il fut donc décidé que le malade prendrait l'argent divisé, à la dose d'un quart de grain, en même temps qu'on aurait le soin d'oindre plusieurs fois par jour, la tumeur des lèvres, avec la pommade argentée.

Au quatorzième grain, Rendu était on ne peut mieux; la tumeur avait diminué au moins des deux tiers, sa surface était devenue lisse, et les taches cuivreuses avaient disparu presqu'en totalité, si ce n'est aux avant-bras et aux jambes.

Comme il s'agissait d'un symptôme syphilitique en général fort rebelle à toutes les méthodes de traitement, et que vers la fin le mal semblait rester stationnaire, je crus utile de donner un peu de sublimé à l'intérieur. Six grains suffirent pour arriver au but que je voulais atteindre.

Réflexions. — Ce sont là les deux seules observations que j'ai pu recueillir sur l'emploi de l'argent divisé. Autant la première est simple et peu concluante, considérée isolément; autant la seconde me paraît avoir de valeur. En effet, qu'importe qu'il ait fallu recourir au mercure vers la fin du traitement? Comparez la dose du sublimé qui a été donné, à l'intensité des symptômes que j'ai eu à combattre, et vous verrez si cette dose eût été suffisante pour détruire le mal; comparez l'état où se trouvait le nommé Rendu lorsqu'il a été soumis à l'emploi de l'argent divisé, à celui où il était lorsqu'il a commencé à prendre du mercure, et vous saurez quelle est l'influence que l'argent divisé doit avoir exercé sur la marche de la maladie. Lorsque deux remèdes, l'un et l'autre métalliques, se suppléent ainsi mutuellement, soyez bien convaincu qu'ils ont un mode d'agir qui est, à peu de chose près, identique.

Vingtième Observation.

Blennorrhagie; chancres sur le fourreau de la verge; inoculation du virus blennorrhagique, et syphilitique; formation de quatre nouveaux chancres provenant de l'inoculation. Administration du cyanure d'argent à l'intérieur et en applications locales; guérison.

Bourgade (Jean), soldat au 2e régiment de chasseurs d'Afrique, âgé de 24 ans, d'une complexion athlétique, atteint d'une blennorrhagie et de deux chancres fort étendus sur la face dorsale de la verge, se présenta à l'Hôtel-Dieu de Montpellier, le 26 septembre 1835. J'avais déjà fait à cette époque un assez bon nombre d'inoculations avec la matière blennorrhagique, et toujours sans résultat. J'étais curieux de voir s'il en serait ainsi dans ce dernier cas. Je pris donc de la matière blennorrhagique avec une lancette, et je fis deux piqûres à la partie interne de la cuisse droite ; immédiatement après, j'en fis autant sur la cuisse gauche, mais à l'aide d'une autre lancette, et avec la matière prise à la surface des deux chancres.

Ce que j'avais prévu arriva ; il survint bientôt à la partie interne de chaque cuisse, et dans les points correspondans aux piqûres, une sorte de pustule entourée d'une auréole rougeâtre qui ne tarda pas à s'ouvrir et à donner lieu à tout autant d'ulcères évidemment syphilitiques. Il fut donc démontré que les ulcérations de la verge et la blennorrhagie tenaient à la même cause. L'occasion était belle pour juger des effets des préparations d'argent. Je choisis, à dessein, le cyanure que je prescrivis d'abord à la dose d'un douzième de grain.

Pendant plus de vingt jours, la maladie parut rester stationnaire ; je me décidai alors à augmenter la dose du remède, et je le donnai, tour à tour, à celle d'un huitième, et même à celle d'un sixième de grain. Je fis faire également quelques applications locales avec la pommade argentée sur les divers ulcères.

Dès cet instant, il fut aisé de voir que le médicament agissait. La blennorrhagie, les chancres et les quatre ulcères qui existaient à la partie interne des cuisses, tout disparut presqu'en même temps, à tel point que lorsque Bourgade eut pris huit grains de cyanure d'argent, la guérison était complète.

Réflexions. — Parmi quelques observations relatives à l'administration du cyanure d'argent, dans le traitement des symptômes primitifs, celle-ci méritait, sous plusieurs rapports, d'être mentionnée.

Ainsi, la matière blennorrhagique qui, inoculée si souvent, n'avait jamais donné lieu à des chancres, en a produit cette fois. L'inoculation du virus blennorrhagique peut donc servir à déterminer si la maladie est purement inflammatoire ou vénérienne, et si par suite, il convient de se borner à un traitement local, ou d'en venir à des moyens internes.

Pouvais-je douter ici que le malade que

j'avais à traiter ne fût atteint de la syphilis? Non. Mais, par quel remède suis-je parvenu à dissiper à la fois les symptômes vénériens qu'il offrait en entrant à l'hôpital, et ceux qui ont été le résultat de l'inoculation? Par le cyanure d'argent. De pareils faits n'ont pas besoin d'interprétation.

VINGT-ET-UNIÈME OBSERVATION.

Ulcérations consécutives sur le gland ; administration du cyanure d'argent ; guérison.

CLAUDET, soldat aux chasseurs d'Afrique, âgé de 25 ans, n'ayant pas connu de femmes depuis plus de six mois, vit, à sa grande surprise, se développer sur la partie latérale droite du gland, et tout près du frein, deux ulcérations qui acquirent, en peu de temps, assez d'étendue pour lui faire sentir le besoin de venir à l'Hôtel-Dieu de Montpellier.

C'est là que le malade m'apprit qu'il avait eu, un an auparavant, une blennorrhagie et des chancres dont il s'était débarrassé lui-même; et que depuis cette époque, il avait été sujet, à diverses fois, à de petits boutons qui se montraient sur la verge, s'ulcéraient, et se guérissaient bientôt après.

Il en avait été tout autrement dans ce cas; car, au moment où je vis le malade, les deux chancres qu'il portait avaient au moins la largeur d'une pièce de cinquante centimes (un dixième de grain cyanure d'argent).

Après avoir fini le premier grain, je fis prendre le remède à la dose d'un neuvième, de grain, et ainsi de suite jusqu'à celle d'un sixième. Au cinquième grain, les chancres étaient cicatrisés depuis plus de quinze jours.

Réflexions. — Quoique ces chancres se soient manifestés à la verge, ne doit-on pas les considérer comme des ulcères consécutifs? Ce n'est qu'après s'être dissipés une première fois, et avoir reparu à plusieurs reprises, qu'ils avaient acquis enfin un caractère bien déterminé, et prenaient tous les jours une nouvelle extension. Qu'a-t-il fallu pour en arrêter définitivement la marche? Encore du cyanure d'argent, mais à plus faible dose que chez le malade précédent.

Vingt-deuxième Observation.

Chancres et bubons en suppuration; gonflement énorme de la verge, administration de l'iodure d'argent à l'intérieur; guérison rapide.

Melchisedec (André), sergent au 4e régiment de ligne, âgé de 24 ans, doué d'une belle santé, ayant eu le malheur de contracter la vérole à Marseille, se rendit presque sur-le-champ à Montpellier, son pays natal. Comme il avait été obligé de faire la route à pied, et qu'il était, pour ainsi dire, venu à marche forcée, son mal s'aggrava beaucoup en chemin, et lorsqu'il entra à l'hôpital, nous fûmes tous surpris de l'odeur infecte qui s'exhalait de ses parties sexuelles.

La verge présentait un volume énorme. On voyait sur divers points de sa périphérie trois ulcérations d'environ un pouce de diamètre, dont les bords irréguliers et coupés à pic, ainsi que le fond sale-grisâtre, et la matière ichoreuse qui en découlait, ne pouvaient laisser aucun doute sur la nature syphilitique du mal.

Ce n'était pas tout : Melchisedec avait de chaque côté un bubon inguinal ulcéré, qui fournissait en grande quantité une matière encore très fétide. Aussi, fit-on d'abord quelques applications locales avec une solution de chlorure de chaux, tant sur les chancres que sur les bubons.

Toutefois, dès le lendemain de l'entrée du malade à l'hôpital, et sans attendre que les symptômes inflammatoires fussent tombés, j'ordonnai un douzième de grain d'iodure d'argent, à prendre à l'intérieur. Je recommandai surtout de ne panser les ulcères et les bubons qu'avec du cérat simple ; quelques bains généraux furent prescrits de temps en temps.

L'amélioration que j'étais en droit d'espérer ne se fit pas attendre : les bords des chancres se rapprochèrent, la suppuration des bubons diminua avec une rapidité vraiment surprenante, et nous touchions à la guérison, lorsqu'une angine inflammatoire dont fut atteint le malade, me força à suspendre le remède, et à user des moyens anti-phlogistiques les plus actifs.

Immédiatement après ce contre-temps, qui ne dura guère qu'une semaine, je revins à l'usage de l'iodure d'argent, en augmentant toujours la dose. Au sixième grain, Melchisedec obtint son billet de sortie.

Réflexions. Dans toute autre circonstance, Je n'aurais pas manqué de commencer le traitement par les émissions sanguines, générales et locales ; mais j'avais intérêt à constater jusqu'à quel point les préparations d'argent pouvaient être utiles, même dans la période inflammatoire. Je sais aujourd'hui à quoi m'en tenir.

Après avoir présenté en détail un assez bon nombre d'observations, et les avoir fait suivre de quelques réflexions particulières, tâchons de les envisager dans leur ensemble, pour en déduire quelques corollaires généraux.

1° Si, parmi les faits que renferme ce travail, il n'y a pas autant de cas de vérole dite constitutionnelle, que certains esprits un peu sévères pourraient l'exiger, la faute n'en est pas à moi; je ne pouvais choisir que parmi les militaires que j'ai eu à traiter, et tous les élèves qui ont suivi mes visites peuvent attester, que j'ai toujours donné mes préparations d'argent aux sujets qui m'ont paru le plus gravement malades.

Au demeurant, je conçois que l'on puisse élever des doutes sur l'efficacité d'un remède qui compte à peine quelques succès ; mais lorsque ce même médicament a tour à tour été employé sous toutes les formes, et dans des cas aussi variés que possible, et qu'il a constamment produit le même effet, comment se refuser à l'évidence?

Or, remarquez bien que les préparations d'argent ont toujours été données seules, et que j'ai même été jusqu'à proscrire momentanément le mercure dans mes salles, afin que les militaires ne pussent s'en procurer d'aucune manière. On ne pourra donc pas m'opposer que les malades, vivant dans une atmosphère mercurielle, ou prenant clandestinement du mercure, ont dû leur guérison à l'influence de l'une ou de l'autre de ces deux causes.

Je dis plus : je n'ai pas fait comme bien des praticiens qui, ayant un remède nouveau à préconiser, ne donnent que la moitié des observations qu'ils ont recueillies, et cachent avec soin celles où le remède a échoué. Quant à moi, je les aurai fait connaître toutes, (si j'en excepte une ou deux qui m'ont paru incomplètes) lorsque j'aurai parlé de quelques cas dans lesquels l'argent à moins bien réussi, et où il m'a fallu avoir en partie recours au mercure. Le lecteur pourra donc juger avec connaissance de cause, car il aura sous les yeux tous les élémens de la question.

2° Malgré ce que j'ai déjà dit relativement au mode d'administration des préparations d'argent, je ne puis me dispenser d'ajouter qu'il vaut mieux, toutes choses égales, donner le médicament en frictions sur la langue, qu'en pilules. Outre que par la méthode ïatraleptique, l'absorption est plus immédiate et plus directe, les préparations d'argent, quelle que soit, d'ailleurs, celle dont on se serve, sont moins sujettes à se décomposer. Aussi devra-t-on, dans la pratique civile, accorder la préférence aux frictions, en recommandant expressément aux malades de se conformer aux règles tracées par le docteur Chrestien, à propos des préparations d'or.

Quant à la dose totale ou partielle du remède, je ne crains pas d'avouer que, dès le principe, et même vers la fin, j'ai été quelquefois trop timide ; j'avais pris, en commençant, les préparations d'or pour terme de comparaison, et je n'ai reconnu que tard que les préparations d'argent avaient sur l'économie une action moins forte. J'engage donc les praticiens qui auront à vérifier mes expériences, à porter les doses un peu plus loin que je ne l'ai fait moi-même. Car c'est ainsi que je me rends raison de deux cas, dans lesquels les préparations d'argent n'ont eu qu'un succès temporaire. L'expérience seule pouvait m'éclairer à cet égard.

3° On serait dans l'erreur, si l'on allait se persuader que toutes les préparations argentifères jouissent du même degré d'activité, et qu'il est indifférent d'employer l'une ou l'autre.

Ainsi, le chlorure d'argent et d'ammoniaque et le chlorure d'argent simple, sont les deux préparations qui m'ont le mieux et le plus constamment réussi ; viennent ensuite l'oxide d'argent, l'iodure et le cyanure. L'argent divisé est le moins énergique.

Resterait à faire connaître dans quelle circonstance l'un ou l'autre de ces produits mérite la préférence ; mais les observations que je possède ne sont pas encore en assez grand nombre, pour me permettre de m'élever à cette détermination. Je laisse à d'autres le soin de résoudre cette partie du problème ; je n'aime pas à dévancer les faits.

4° Si l'on me demande, maintenant, quelle est la manière d'agir des préparations d'argent sur l'économie, je répondrai que, malgré l'attention avec laquelle j'ai tour à tour interrogé tous mes malades, je n'ai pas vu que la transpiration cutanée ou la sécrétion des urines, fussent sensiblement augmentées. Le cœur ni les organes pulmonaires n'ont pas été non plus troublés dans l'exercice de leurs fonctions, si ce n'est dans un cas que l'on peut à bon droit considérer comme exceptionnel. Le tube digestif seul a parfois été surexcité ; mais, outre que l'influence de la constitution médicale régnante, pourrait donner la raison de ces dérangemens abdominaux ; il est digne de remarque qu'ils n'ont jamais été que passagers, et qu'il a suffi de quelques jours de repos pour en voir la fin.

Comment donc expliquer l'action des préparations d'argent dans le traitement des maladies vénériennes ? C'est ce que j'ignore. Croit-on, lorsqu'on aura dit avec Swédiaur, Vacca et Harisson, que le mercure neutralise le virus, le modifie comme agent chimique, et par-là l'empêche de troubler l'ordre et l'harmonie des fonctions ; croit-on, dis-je, avoir beaucoup éclairci la question ? Croit-on, enfin, en disant avec plusieurs auteurs modernes que le mercure agit comme excitant, avoir fait d'avantage pour les progrès de l'art ? Non, c'est reculer la difficulté sans la résoudre, c'est surcharger la science d'une foule d'explications oiseuses, et s'épuiser en vains efforts pour ne donner la raison de rien.

Passons à quelque chose de plus positif.

VINGT-TROISIÈME OBSERVATION.

Chancres sur la verge, ulcérations larges et profondes sur le scrotum ; lorsque ces symptômes ont paru, le malade n'avait pas connu de femmes depuis plus de huit mois. Administration du chlorure d'argent, disparition rapide et presque complète de toutes les ulcérations ; vers la fin du traitement, on donne un peu de perchlorure de mercure.

DANENDORFFER, soldat au 2e régiment du génie, âgé de 24 ans, offrant tous les caractères du tempérament dit lymphatique, portés au plus haut degré, avait, en entrant au quartier des vénériens, trois chancres sur la verge, et sur le scrotum, plusieurs ulcérations dont la nature syphilitique n'aurait pas échappé à l'œil le moins exercé. Le malade affirmait n'avoir pas connu de femmes depuis plus de huit mois ; mais il avouait, d'un autre côté, avoir eu, deux ans auparavant, des symptômes primitifs de vérole, pour lesquels il avait été soumis, à Metz, au traitement dit anti-phlogistique. Il était donc à supposer que l'affection qu'il portait était constitutionnelle. (Un douzième de grain chlorure d'argent en frictions sur la langue, applications locales avec la pommade argentée).

En peu de temps il se manifeste une amélioration notable ; on en était au troisième grain de chlorure d'argent, lorsqu'il survint une diarrhée qui força à suspendre le remède.

On y revint bientôt après, et cette fois les effets de ce médicament ne furent pas moins rapides ; mais durant cet intervalle il s'était formé, sur les avant-bras, trois tumeurs gommeuses qu'il avait fallu ouvrir, et dont la cicatrisation offrit quelque résistance.

Loin de me laisser décourager par ce contretemps, j'insistai encore davantage sur l'administration du remède, et j'en fis prendre au malade jusqu'à un sixième de grain par jour. Au dix-septième grain, toutes les ulcérations des parties sexuelles avaient disparu ; mais il existait encore deux ulcères sur l'avant-bras gauche. Craignant que le chlorure d'argent ne fut pas assez actif, je prescrivis alors une pilule avec un dixième de grain de sublimé, matin et soir.

Le malade ayant pris onze grains de perchlorure de mercure, et les choses étant à peu de choses près au même point, je me décidai à le faire passer au quartier des blessés. C'est-là qu'examinant l'état des parties avec un peu plus de soin, je vis que les ulcérations étaient entretenues par un décollement de la peau. Sur-le-champ je pratiquai deux contre-ouvertures afin d'établir un séton, et je parvins ainsi à guérir Danendorffer.

Réflexions. — Quiconque lira ce fait reconnaîtra sans peine que si les deux ulcérations de l'avant-bras ont résisté à l'emploi du chlorure d'argent, il ne faut en rapporter la cause qu'au décollement de la peau dans les points correspondans. J'avais déjà donné dix-sept grains de chlorure d'argent et onze grains de sublimé, et les plaies n'avaient presque pas changé d'aspect; il y a même tout lieu de croire que le malade eut pu en prendre encore bien d'avantage, si je n'avais enfin reconnu la véritable cause qui s'opposait à la cicatrisation. C'est là, d'ailleurs, ce qui arrive assez souvent, et ce à quoi l'on ne porte pas toujours une attention suffisante dans le traitement des maladies vénériennes. Imbus de cette idée que le mal tient à une cause générale, on insiste beaucoup trop sur les remèdes internes, et l'on ne songe pas assez au traitement local. Combien de fois n'ai-je pas vu des ulcérations qui avaient résisté à des doses énormes d'or ou de mercure, céder avec la plus grande facilité à une cautérisation faite avec le nitrate de mercure ou le cautère actuel?

Vingt-quatrième Observation.

Taches et plaques vénériennes sur presque toute l'étendue du corps ; traitement par l'oxide d'argent, et ensuite par le per-chlorure de mercure et les sudorifiques.

Lebourvellée, grenadier au 52e régiment de ligne, âgé de 25 ans, ayant eu déjà plusieurs maladies vénériennes qui avaient été fort mal traitées, eut, quelques mois après, le corps couvert de taches irrégulières, violacées, et faisant peu de saillie au-dessus du niveau de la peau. Dès-lors il se rendit à l'hôpital de Brissac, où il subit un traitement dont il n'a pu m'indiquer la nature, mais qui, d'après lui, ne produisit aucun effet.

Ce ne fut que deux mois plus tard que Lebourvellée se fit évacuer sur l'hôpital de Montpellier, où il arriva le 24 juin 1835. A cette époque il avait sur tout le corps un si grand nombre de plaques cuivreuses, et principalement à la partie interne des cuisses, que sa peau ressemblait à celle d'un tigre. Il eut fallu n'avoir jamais mis les pieds dans une salle de vénériens, pour ne pas reconnaître la nature du mal. Aussi, je me hâtai de lui faire prendre l'oxide d'argent, à la dose d'un quart de grain.

Comme le malade en supportait facilement l'usage, le traitement fut poussé avec assez de rapidité, et en moins d'un mois, le changement qui s'était opéré était si visible, que Lebourvellée lui-même en témoignait sa surprise. J'insistai sur l'emploi du même moyen, et j'eus tout lieu de m'en féliciter; la plupart des taches perdirent cette teinte cuivrée qu'elles avaient, et diminuèrent considérablement d'étendue.

J'en étais au seizième grain d'oxide d'argent, et je voulais en finir à quel prix que ce fût : je prescrivis donc le per-chlorure de mercure et la tisane sudorifique ; le malade prit sept grains de sublimé. Tout allait de mieux en mieux ; mais il restait encore dans certains points l'empreinte des plaques vénériennes que Lebourvellée avait eues. Il y avait déjà long-temps que ce militaire était à l'hôpital, et il désirait vivement en sortir. Je cédai à ses instances, mais mal à propos.

Réflexions. — Les suites m'ont, en effet, prouvé que j'avais eu tort de laisser sortir ce malade de l'hôpital; car, deux mois après, il est revenu avec des taches cuivrées, moins étendues que les premières, mais cependant assez prononcées pour lui inspirer des craintes.

Il a dès-lors été soumis à l'usage des pilules de Sédillot, et il en a pris deux cents ; les taches ont encore diminué, et ce n'est qu'en faisant des frictions avec le liniment hydro-chlorique, conseillé par Lagneau, que je suis parvenu, non pas à faire disparaître jusqu'aux dernières traces du mal, mais à mettre de nouveau Lebourvellée en état de rejoindre son corps. Je ne serais pas étonné de voir ce malade revenir une troisième fois ; car, malgré toute l'efficacité du mercure contre la syphilis, il n'est pas sans exemple que la maladie se reproduise, même après un traitement bien dirigé. Est-il, d'ailleurs, un mode de médication qui réussisse toujours ? Je n'en veux citer pour preuve que quelques faits que j'ai pu recueillir dans mon service, parmi lesquels je choisirai les deux suivans.

Le premier, est celui du nommé Cotin, soldat au 66e de ligne, qui, atteint depuis environ sept mois de pustules plates et humides au scrotum et au périnée, a été vainement traité par le muriate d'or, et n'a pu être guéri que par l'emploi du sublimé donné en pilules.

Le second, a pour sujet le nommé Chamellard, brigadier aux chasseurs d'Afrique, qui ayant à la fois des chancres, des pustules sur le scrotum, et des condylomes à l'anus, a pris tour à tour deux cent pilules de Sédillot, vingt-neuf grains de sublimé, et cinq grains de muriate d'or, tant sous ma direction que sous celle de mon collègue M. Lallemand, et n'a été enfin débarassé de sa maladie qu'à l'aide de la tisane sudorifique.

Vingt-cinquième Observation.

Pustules sur le scrotum et le fourreau de la verge, dartres crouteuses à la partie interne et à la plante des pieds; usage de l'argent divisé, légères coliques et diarrhée, suspension du remède; nouvelle administration de l'argent divisé, guérison temporaire.

Delrieu (Pierre), chasseur au 21e régiment d'infanterie légère, âgé de 25 ans, entré à St-Éloi le 23 juillet 1835, avait le fourreau de la verge et le scrotum couverts de pustules larges, plates et sèches, qui paraissaient être la suite d'une maladie vénérienne que ce militaire avait eue un an auparavant, et pour laquelle il n'avait fait aucun traitement régulier. En outre, il existait à la partie interne et à la plante des pieds, des éruptions dartreuses, entourées d'une auréole cuivrée, et couvertes de croûtes assez épaisses. (Un quart de grain argent divisé en frictions sur la langue).

Après huit jours de l'usage de ce moyen, Delrieu éprouve quelques coliques et un peu de diarrhée, ce qui m'oblige à suspendre le remède. L'argent divisé est ensuite donné en pilules, et le malade en prend en tout onze grains. Les pustules et les dartres disparaissent en moins de deux mois, et ce jeune soldat quitte l'hôpital le 25 septembre.

Au commencement de l'année suivante, j'apprends que Delrieu est rentré à St-Éloi pour la même maladie, et qu'il est soumis à un traitement par les pilules de Sédillot. Je vais le voir, et je constate, en effet, la reproduction du mal. J'ignore ce qui est survenu depuis lors.

Réflexions. — Voici un nouveau cas dans lequel il y a eu récidive; mais, rappelez-vous ce qui a été dit, en parlant de la dose à laquelle il convient de porter le médicament, et vous saurez pourquoi la guérison n'a pas été solide; rappelez-vous surtout le peu d'activité dont jouit l'argent divisé, comparativement aux autres préparations argentifères, et vous pourrez encore mieux trouver la raison de ce qui s'est passé. Le mercure ni l'or donnés à cette dose n'auraient pas eu de meilleurs effets. Si le mal a reparu, la faute en est donc, non pas au remède, mais à la manière dont il a été administré. Encore même, faudrait-il savoir si le malade l'a pris avec exactitude.

Maintenant que j'ai exprimé toute ma pensée sur la valeur des faits dont j'étais en possession, tachons de montrer en quoi les préparations d'argent peuvent être utiles dans le traitement de la maladie vénérienne, ou même l'emporter, dans certains cas, sur les préparations mercurielles ou aurifères.

A. Et d'abord, les préparations d'argent ont sur le mercure le grand avantage de ne jamais donner lieu à la salivation; d'une autre part, elles n'exercent ni sur le tube digestif, ni sur les organes pulmonaires, l'influence fâcheuse que les sels mercuriels ont trop souvent produite.

B. Si les faits que je publie reçoivent la sanction de l'expérience, et que l'on adopte l'usage des préparations argentifères dans les hôpitaux, ces établissemens y gagneront beaucoup sous le rapport de la tenue des salles, et de la propreté du linge. C'est ce dont on a pu se convaincre à Montpellier, pendant que je faisais mes expériences.

C. Quant à la pratique civile, les malades auront la faculté de se traiter en secret, même en voyageant, et sans s'astreindre à une foule de petits soins que commande l'usage du mercure.

D. Les préparations aurifères jouissent, il est vrai, de cette dernière prérogative; mais l'or a quelquefois l'inconvénient de trop exciter les malades, et ne saurait par conséquent être employé chez les sujets doués d'un tempérament nerveux et irritable, ou chez ceux chez lesquels la poitrine est faible et délicate. On devra donc, dans ces cas, donner la préférence aux préparations d'argent.

E. En outre, ces dernières sont à un prix beaucoup moins élevé que les préparations aurifères, et peuvent par cela même mieux convenir à la classe indigente, ou dans les grandes maisons de charité. Elles sont aussi plus faciles à préparer que celles d'or, ce qui n'est pas à dédaigner pour les pharmaciens des petites villes.

F. Enfin, il est des cas où les préparations

mercurielles ou aurifères étant sans effet, les préparations d'argent peuvent être fort avantageuses.

Ici se termine ce que j'avais à faire connaître sur l'emploi des préparations d'argent dans le traitement de la syphilis. J'aurais voulu profiter de cette circonstance, pour dire quelques mots sur les effets du nickel que je crois avoir été le premier à employer contre la maladie vénérienne, mais il en sera question dans un autre mémoire. Qu'il me suffise pour le moment de prendre date.

FIN.

TABLE DES MATIÈRES.

III.

IV.

V.

MONTPELLIER. Imprimerie de Mme veuve AVIGNON. — 1836.

www.ingramcontent.com/pod-product-compliance
Lightning Source LLC
LaVergne TN
LVHW021521140926
848035LV00047B/1146